DE LA
MÉDICATION ÉLECTRIQUE

OU DU

TRAITEMENT DE CERTAINES MALADIES

AU MOYEN DE L'ÉLECTRICITÉ

Saint-Germain-en-Laye. — Imprimerie de H. Picault, rue de Paris, 27.

DE LA
MÉDICATION ÉLECTRIQUE

OU DU

TRAITEMENT DE CERTAINES MALADIES

AU MOYEN DE L'ÉLECTRICITÉ

PAR

Le Docteur ADET DE ROSEVILLE

Ancien Médecin-Adjoint de l'Infirmerie de Saint-Lazare (femmes),
Ancien Médecin du Bureau de Bienfaisance du 9me Arrondissement de Paris,
Ancien Professeur d'accouchement, des maladies des
femmes et des enfants,
Honoré par la ville de Paris de deux médailles pour ses services publics.

A CHATOU,

CHEZ L'AUTEUR,

Rue du Château, 3, près le Pont.

CONSULTATIONS ET SÉANCES ÉLECTRIQUES.

Tous les jours de 2 à 5 heures.

1865

QUELQUES MOTS

SUR LA

MÉDICATION ÉLECTRIQUE.

La médication électrique, ainsi que l'indique son nom, est l'application méthodique et rationnelle de l'électricité au traitement de certaines maladies contre lesquelles, bien souvent, les autres médications sont impuissantes.

Connue depuis plusieurs siècles, si, dans le laps de temps qui s'est écoulé depuis sa découverte jusqu'à nos jours, l'électricité a été tour à tour employée et abandonnée dans ses applications médicales, c'est que les instruments ou les machines qui servaient à la produire étaient trop défectueux pour qu'il fût possible d'en obtenir des effets réellement salutaires ; mais aujourd'hui qu'il existe des appareils électriques d'une rare perfection, l'électricité, définitivement entrée dans le domaine de la médecine, est devenue un des moyens les plus puissants dans quelques cas spéciaux.

Il ne faut pas croire, en effet, qu'elle convienne dans toutes les maladies : autant, au contraire, elle peut être utile lorsqu'elle est judicieusement appliquée, autant ses effets peuvent être funestes lorsqu'elle l'est sans discernement : c'est une arme à double tranchant qui demande dans son emploi une habileté acquise par l'étude la plus sérieuse et par la plus longue expérience ; car l'observation la plus suivie, la plus rigoureuse, peut seule, non-seulement apprendre dans quelles maladies l'électricité doit être mise en usage, mais encore à quelle époque de ces maladies elle doit l'être le plus utilement ; de même que cette observation peut seule faire connaître quel est le degré de force nécessaire ou le mode d'application le plus convenable du courant électrique, suivant qu'il a pour but de calmer ou d'exciter.

Aussi, n'est-ce qu'après avoir longtemps médité sur ce sujet, après avoir attentivement observé, que je me suis consacré d'une manière spéciale à l'électrisation, et les heureux résultats que j'en ai obtenus me font un devoir d'en porter quelques-uns à la connaissance du public, pour mieux faire apprécier les avantages de cette puissante médication et la populariser.

En premier lieu, je dois indiquer contre quelles maladies l'électricité agit le plus efficacement ; ce sont : les douleurs ou rhumatismes chroniques ; les paralysies partielles et générales ; la faiblesse générale ou locale ; les torticolis ; les névralgies intermittentes ou continues, quelque soit leur siége ou leur ancienneté ; les névroses de l'estomac et des intestins (*crampes, coliques, mauvaises digestions*); la constipation ; les troubles de la menstruation (*difficulté, retard et suppression des règles*); la diminution ou la perte du lait chez les nourrices ; les engorgements des glandes ; les pâles couleurs, et, en un mot, toutes les maladies dans lesquelles le trouble des fonctions du système nerveux ou de la circulation générale du sang joue un certain rôle.

Enfin, en terminant ce court exposé, je crois utile de faire observer, pour rassurer les personnes qui ne connaissent pas l'action de l'électrisation médicale, qu'elle ne produit ni secousse, ni douleur, et que, par conséquent, elle n'a aucune ressemblance avec cette électrisation brutale qui sert d'amusement dans les fêtes publiques, amusement souvent dangereux, que l'on devrait interdire.

OBSERVATIONS.

A.

PARALYSIE.

Électricité. — Guérison.

1. Paralysie de l'avant-bras et de la main gauches.

Le nommé V..., âgé de vingt ans, cultivateur, étant en état d'ivresse, se coucha la tête posée sur la main gauche, cette dernière étant appuyée sur le bord d'un banc de bois. Lorsque, après deux heures de sommeil, il se réveilla, il ne put faire mouvoir ni son avant-bras, ni sa main ; ils étaient paralysés.

Les frictions stimulantes de toute nature n'ayant amené aucune amélioration, je l'électrisai : au bout de huit séances électriques de quinze minutes chacune, répétées tous les jours, il fut complétement guéri, et ne s'est plus ressenti depuis de son accident.

2. Paralysie de l'avant-bras droit.

C..., âgé de trente ans, ouvrier carrier, après un travail forcé, fut pris d'une vive douleur à la partie moyenne

1*

et antérieure du bras droit : il n'y prêta pas d'abord une grande attention ; mais cette douleur persistant toujours, il vit bientôt survenir tous les symptômes qui annoncent la formation d'un abcès : ce dernier, mal soigné, fit des progrès rapides, et lorsqu'on m'appela, le pus ayant fusé de tous côtés, le bras avait acquis un volume énorme et l'état du malade était très-grave. Trop pauvre pour recevoir chez lui les soins nombreux que réclamait sa position, il se fit admettre dans un hôpital, où, après lui avoir fait toutes les incisions nécessaires pour donner un écoulement convenable au pus, on maintint son bras élevé et immobile pendant plus d'un mois.

Il sortit de l'hôpital guéri de son abcès, mais ne pouvant faire usage de son avant-bras qui était paralysé. Je l'électrisai, et après quinze séances d'un quart d'heure chacune, répétées tous les jours, il était entièrement guéri et put aussitôt reprendre ses travaux.

3. *Paralysie de la main gauche.*

Le nommé L..., ouvrier carrier, fort et bien constitué, fut pris tout à coup, et sans cause connue, d'un engourdissement de la main gauche qui le gênait beaucoup dans ses travaux. Peu à peu l'engourdissement augmentant, les mouvements des doigts finirent par devenir impossibles, la main était paralysée. Electrisé tous les jours, pendant dix minutes chaque fois, au bout de huit jours la guérison était parfaite.

4. Paralysie progressive des membres inférieurs.

L. M..., charmante enfant de dix-huit mois, n'ayant jamais été malade, fut atteinte, sans motif connu, d'un tel affaiblissement des membres inférieurs, que, trébuchant pour ainsi dire à chaque pas, elle tombait à tout moment. Cette faiblesse augmenta rapidement, et bientôt il fut imposible à la petite malade de se tenir debout... Frictions stimulantes, bains fortifiants, vésications sur les reins, tout vint échouer contre cette cruelle maladie. C'est alors que je proposai l'électrisation : elle fut soumise à trois séances électriques par semaine, et après huit mois de ce traitement, continué sans interruption, l'enfant a commencé à marcher seule.

Le mieux, comme on le voit, s'est fait longtemps attendre ; mais il faut remarquer que l'état de la petite malade était si grave qu'il était à craindre qu'elle ne marchât jamais.

FAIBLESSE MUSCULAIRE GÉNÉRALE ET LOCALE.

Électricité. — Guérison.

---

1. *Faiblesse musculaire générale.*

F..., âgé de cinquante ans, journalier, d'une bonne constitution, mais soumis à un mauvais régime hygiénique, sentit insensiblement ses forces diminuer, sans attacher à ce fait une bien grande importance ; cependant, son état s'aggravant de plus en plus, il arriva à un tel degré de faiblesse qu'il fut obligé de cesser toute espèce de travail ; il ne pouvait s'habiller seul qu'avec la plus grande difficulté ; il avait en outre considérablement maigri.

C'est dans cette déplorable position qu'en 1859 il vint me consulter. Je l'électrisai pendant vingt minutes tous les jours ; après la vingt-cinquième séance, ses forces ainsi que son embonpoint étaient complétement revenus ; il put reprendre immédiatement ses travaux, et depuis cette époque sa santé a toujours été excellente.

2. *Faiblesse des muscles du dos.*

L. B..., âgée de huit ans, très-lymphatique, ayant été affectée de rachitisme dans sa première enfance, a la taille fortement cambrée, les membres inférieurs légèrement arqués, et ne pouvait marcher qu'en imprimant à tout son corps un balancement considérable en se portant d'une jambe sur l'autre. Quoique ayant un embonpoint convenable et paraissant jouir d'ailleurs d'une bonne santé, car toutes ses fonctions s'accomplissaient régulièrement, elle fut prise, vers le commencement de l'année 1862, d'une faiblesse dont les rapides progrès mirent bientôt obstacle à la marche ainsi qu'à la station verticale, quoique cependant, étant assise, elle put encore faire exécuter à ses membres inférieurs et à son tronc tous les mouvements possibles.

Cette enfant, demeurant à un kilomètre environ de chez moi, lorsque, vers la fin du mois de mars, on me l'amena pour la première fois, on fut obligé de la porter. Après que j'eus reconnu avec mes excitateurs électriques l'état de chaque muscle en particulier, je déclarai qu'il existait un affaiblissement des muscles des régions dorsales et lombaires, affaiblissement qui menaçait d'arriver rapidement à une paralysie absolue, et je conseillai l'électrisation comme seul moyen véritablement efficace.

Ce moyen ayant été accepté par les parents, la petite malade fut soumise à trois séances électriques de dix minutes chacune par semaine. Après la cinquième, elle pouvait déjà venir à pied de chez elle en donnant la main à sa mère; après la onzième, elle put marcher sans soutien, et vers la fin du mois de juin, par conséquent au bout de trois mois de traitement, elle courait et sautait comme tous les autres enfants dont elle partageait les jeux.

Je l'ai souvent revue depuis, son état est toujours aussi satisfaisant, il existe à peine un léger balancement dans sa démarche et la cambrure de la colonne vertébrale est beaucoup moins prononcée.

3. *Faiblesse des membres inférieurs.*

G..., âgé de quarante-cinq ans, cultivateur, habituellement bien portant, contracta, dans le courant de juin 1863, un rhume dont il ne prit aucun souci, comme le font pour ainsi dire toujours presque tous les habitants de la campagne. Ce rhume, ainsi négligé, devint le point de départ d'un asthme auquel malheureusement il n'était déjà que trop exposé par suite d'une prédisposition de famille : condamné fréquemment à un repos presque absolu, par suite de l'oppression ou des accès de toux que lui occasionnait le moindre exercice, et obligé, en outre, de garder souvent le lit, ses membres inférieurs s'affaiblirent au point qu'il lui devint presque impossible de faire même quelques pas dans sa chambre. Malgré la crainte que lui inspirait l'électrisation, je finis par obtenir de lui qu'il se laissât électriser, et je le soumis tous les deux jours à une séance de dix minutes.

Lorsqu'à la première séance j'interrogeai en particulier chaque muscle des cuisses et des jambes, je reconnus qu'ils avaient presque tous plus ou moins perdu leur contractibilité et leur sensibilité électriques, et que le malade était à la veille d'une paralysie complète.

Ayant réglé l'intensité et la direction de mon courant d'après la nature de la lésion que j'avais à combattre, je ne tardai pas à obtenir des contractions qui, quoique légères, me donnèrent la certitude d'obtenir un résultat heureux du traitement que j'avais entrepris. En effet, après la dixième séance, mon malade put descendre de sa chambre et aller faire *tout seul* une petite promenade au dehors. Les bons effets de l'électricité ne se bornèrent pas là, car, sous son influence, l'asthme s'amenda lui-même, et l'oppression ainsi que les quintes de toux diminuèrent notablement de force et de fréquence.

C.

DOULEURS OU RHUMATISMES.

Électricité. — Guérison.

---

1. *Rhumatisme de la cuisse et de la jambe gauches.*

Madame D..., blanchisseuse, âgée de trente ans, d'une bonne santé habituelle, employée au savonnage dans une pièce froide et humide, y contracta une douleur qui s'étendait depuis la hanche jusqu'au pied. Pendant un an, elle employa sans succès toutes sortes de remèdes, et lorsqu'au bout de ce temps elle vint me consulter, sa douleur ne lui laissait aucun instant de repos, et sa jambe était devenue tellement faible qu'elle pouvait à peine marcher. Je l'électrisai tous les jours pendant un quart d'heure, et au bout de quinze jours elle était entièrement guérie.

2. *Rhumatisme du bras.*

M. L..., rentier, était affecté depuis plusieurs années d'une douleur rhumatismale qui occupait toute l'étendue du bras gauche, mais qui était surtout très-intense depuis l'épaule jusqu'au coude. Cessant pendant les grandes chaleurs de l'été, cette douleur reparaissait de nouveau aux moindres variations atmosphériques, persistait plus ou moins pénible pendant toute la durée de l'hiver, et rendait, lors de sa présence, les mouvements du bras très-difficiles.

M. L..., après avoir épuisé tous les traitements conseillés en pareille circonstance se rendit à mon avis, et se soumit au mois d'avril 1863 à l'électrisation du membre malade. Pendant les huit premiers jours, je lui donnai une séance de dix minutes tous les jours, et à partir de la neuvième séance je ne l'électrisai plus que de deux jours l'un.

Au bout de trois semaines la douleur avait entièrement disparu, et, depuis cette époque, malgré les pluies, les brouillards et le froid, soit passagers, soit persistants, M. L... ne l'a plus ressentie.

3. *Rhumatisme de l'épaule*.

M. B..., restaurateur, après avoir pendant quelque temps séjourné plusieurs heures par jour dans une cuisine fraîchement construite, et par conséquent froide et humide, fut pris dans l'épaule gauche d'une vive douleur qui rendait tous les mouvements du bras impossibles et qui privait même le malade de sommeil ; il avait en vain essayé tous les moyens pour se délivrer de son mal, lorsqu'il vint me prier de l'électriser. L'épaule ne présentait ni rougeur ni gonflement, mais pour que M. B... put obtenir quelques instants de calme, il fallait que le bras fut fixé contre le corps.

Aussitôt après la première séance électrique le bras put exécuter assez librement quelques mouvements, et après la cinquième, la douleur avait entièrement disparu. Depuis cette époque (1862), elle n'est pas revenue.

4. *Torticolis ou rhumatisme du cou.*

1. — X..., cultivateur, âgé de dix-neuf ans, après s'être couché le soir bien portant, fut réveillé le lendemain matin par une vive douleur au côté droit du cou ; sa tête était fortement inclinée sur l'épaule droite, et il ne pouvait lui faire exécuter le moindre mouvement sans éprouver une vive souffrance : ayant appris que j'étais chez un de ses parents auprès duquel il demeure, il vint m'y trouver pour me demander ce qu'il devait faire ; je l'électrisai immédiatement, et après cette première séance que je fis durer un quart-d'heure, la tête avait repris sa position naturelle, et pouvait se mouvoir librement dans toutes les directions.

2. — A..., petite fille de six ans, avait depuis trois jours un torticolis par suite duquel sa tête était presque entièrement couchée sur l'épaule gauche ; on avait employé en vain plusieurs liniments, lorsqu'on me la fit voir : elle voulut bien se laisser électriser, et après deux séances de cinq minutes chacune, elle était parfaitement guérie.

D.

NÉVRALGIES.

Électricité. — Guérison.

---

1. *Névralgie sciatique.*

Dans le commencement de l'été 1859, je fus appelé pour donner mes soins à la dame C..., jeune femme de trente ans, épouse d'un négociant de Paris, et qui était venue passer quelques mois chez sa mère à la campagne. Depuis trois ans cette dame était affectée d'une toux continuelle, accompagnée d'une abondante expectoration et occasionnée par une maladie très-grave des poumons. De plus, depuis six mois, à cette affection première était venue s'ajouter une névralgie sciatique qui, se propageant à toute l'étendue de la cuisse et de la jambe gauches, lui causait une affreuse torture, d'autant plus que chaque fois qu'elle toussait, la toux, retentissant dans le membre malade, venait imprimer une nouvelle et plus grande acuité à la douleur.

Madame C... avait complétement perdu l'appétit et le sommeil; d'une pâleur, d'une maigreur extrêmes, elle se trouvait si faible qu'elle pouvait à peine faire quelques pas dans la chambre, et son membre malade, beaucoup

moins gros que l'autre, était raccourci au point que lorsqu'elle était debout son talon ne pouvait plus toucher le
sol.

Je ne me dissimulai pas toutes les difficultés de la tâche
qui m'était dévolue ; mais ne perdant ni courage ni
espoir, je l'acceptai résolûment. Au moyen de l'adminis-
tration à haute dose d'un médicament nouveau, c'est-à-
dire préconisé seulement depuis quelques années (hypo-
phosphite de chaux), et dans lequel beaucoup de médecins
ont peu de confiance, ce qui, suivant moi, est un grand
tort, j'arrêtai les progrès de la maladie des poumons en
même temps que je maîtrisai la douleur sciatique par une
énergique électrisation répétée tous les jours pendant
douze à quinze minutes.

Sous l'influence de ce double traitement, au bout d'un
mois, la toux ainsi que l'expectoration avaient notablement diminué, et la douleur sciatique, considérablement
amoindrie elle-même, permettait à la malade quelques
heures de repos. Peu à peu ensuite l'appétit se réveilla,
les forces se ranimèrent, la marche devint plus facile, le
membre malade reprit sa grosseur et sa longueur natu-
relles, et à la fin du troisième mois mon espoir s'était réa-
lisé ; madame C... avait recouvré sa fraîcheur et son embonpoint, la toux était presque nulle, la douleur avait
presque entièrement disparu, le pied se posait d'aplomb
sur le sol, les promenades, même longues, se faisaient
sans fatigue ni souffrances, et, retournée à Paris dans un
état de santé aussi satisfaisant que possible, madame C...

depuis cette époque, il y a de cela quatre ans, n'a plus vu reparaître ni sa toux ni sa douleur.

2. *Névralgie sciatique.*

Madame D..., blanchisseuse, atteinte également d'une sciatique, pouvait à peine marcher, et passait presque toutes ses nuits sans sommeil. Ses vives souffrances l'empêchant de travailler, son moral se trouvait profondément affecté. Elle avait inutilement eu recours aux frictions de toute nature, aux emplâtres, aux vésicatoires, aux bains de vapeur, et ce n'est qu'en dernière ressource qu'elle vint me demander de l'électriser. Soumise à une séance électrique de quinze minutes tous les jours, après la dixième séance elle était complètement guérie, et n'a plus éprouvé la plus légère atteinte de sa doulenr.

E.

NÉVROSES.

Électricité. — Guérison.

1. *Névrose de l'estomac.*

Madame D..., affectée d'une névrose de l'estomac, caractérisée par des crampes et des digestions pénibles qui occasionnaient une oppression très-fatigante, en était réduite à s'abstenir en quelque sorte de toute nourriture pour se soustraire à ses souffrances. Sa santé générale se trouvant assez fortement altérée, tant par ces mêmes souffrances que par le jeûne qu'elle s'imposait, elle vint me consulter pour obtenir un remède à son mal. Je lui conseillai l'électrisation, et après quinze séances de dix minutes chacune, tous les jours, elle fut radicalement guérie.

2. *Névrose générale (Nervosisme).*

Madame M..., âgée de vingt ans, quoique d'une bonne santé apparente, était affectée depuis l'âge de dix ans d'étouffements fréquents, de battements de cœur, d'une faiblesse très-grande, et d'un malaise général qu'elle ne pouvait définir. La menstruation s'accomplissait régulièrement, et rien, dans l'état de sa poitrine ou de son cœur, ne faisait reconnaître une lésion organique de nature à expliquer ces accidents ; force me fut donc de les attribuer à un trouble des fonctions de tout le système nerveux, autrement dit à une névrose générale.

Pour y remédier, j'eus recours à l'électrisation dirigée suivant ma méthode, et d'une manière convenable à la circonstance ; madame **M**... fut soumise, tous les jours, à une séance électrique de vingt minutes, et au bout d'un mois, elle avait recouvré ses forces, elle n'éprouvait plus ni étouffements, ni battements de cœur, son malaise général avait entièrement disparu, en un mot, elle était radicalement ment guérie.

F.

TROUBLES DE LA MENSTRUATION.

Électricité. — Guérison.

————

1. *Suppression des règles.*

Mademoiselle M..., âgée de vingt-deux ans, et atteinte depuis cinq mois d'une aménorrhée (suppression des règles), se trouvait dans un état de santé déplorable : son teint était d'un blanc jaunâtre, sa maigreur était extrême; d'une faiblesse extraordinaire, elle ne pouvait faire la plus petite course sans être horriblement essoufflée et sans éprouver de violentes palpitations de cœur; à tout instant elle avait des crachements de sang, sans que ses poumons cependant fussent atteints de la moindre lésion organique ; son appétit était complétement perdu, ses digestions étaient on ne peut plus pénibles, enfin ses fonctions intestinales ne s'accomplissaient plus que d'une manière très-irrégulière.

Quoique l'état de Mademoiselle M... fût des plus graves, je ne désespérais pas, toutefois, de mettre un terme à ses souffrances au moyen d'une électrisation méthodique, que je considérais même comme le seul traitement qui pût être réellement efficace contre un tel ensemble de phénomènes morbides, car lui seul pouvait ramener avec certitude l'écoulement des règles, et par conséquent rétablir, entre les différentes fonctions de l'organisme, l'équilibre indispensable à la conservation de la santé, équilibre qui avait été rompu par la suppression prolongée de ce même écoulement des règles.

Soumise tous les jours à une séance électrique de quinze à vingt minutes, quelquefois même plus longue, Mademoiselle.M..., en premier lieu, vit bientôt reparaître ses couleurs; puis ensuite tous les accidents dont j'ai parlé plus haut diminuèrent peu à peu; après deux mois de ce traitement, qu'elle a suivi avec persévérance et courage, ses règles ayant repris leur cours, sa santé n'a pas tardé à être complétement rétablie et s'est depuis lors toujours maintenue on ne peut plus satisfaisante.

2. *Règles difficiles et douloureuses (Dysménorrhée).*

Mademoiselle A..., âgée de seize ans, d'un tempérament nervoso-sanguin, fut réglée à l'âge de douze ans : Pendant les trois premières années, ses époques menstruelles étaient revenues sans rien présenter d'anormal, lorsque cette jeune fille ayant quitté Paris pour venir habiter la campagne, tout à coup, et sans autre cause appréciable que l'influence d'un changement dans la vivacité de l'air, chacun de leur retour s'accompagna de vives douleurs dans les reins et le bas-ventre. Ces douleurs, qui précédaient constamment l'époque de quelques jours, qui l'accompagnaient pendant toute sa durée, étaient si violentes que souvent elles lui arrachaient des cris ; dans les intervalles des époques, elles étaient remplacées par une oppression continuelle très-pénible, qui empêchait la malade de mettre un corset, et par une sensibilité du creux de l'estomac qui ne lui permettait pas de porter des vêtements étroits ou même un peu serrés.

Il y avait un an que durait cet état de chose contre lequel beaucoup de remèdes avaient été administrés, lorsque mademoiselle A... me fut amenée pour être traitée par l'électricité. Soumise tous les deux jours à une séance électrique de vingt minutes, après la troisième séance l'oppression ainsi que la douleur du creux de l'estomac avaient disparu, la malade pouvait porter son corset sans en éprouver la moindre gêne, et après la dixième séance, les règles revinrent, puis continuèrent depuis lors sans être accompagnées du plus léger malaise.

G.

DIMINUTION ET PERTE DE LAIT
CHEZ LES NOURRICES.

Electricité. — Guérison.

___

1. *Diminution du lait.*

Madame B .., âgée de vingt-cinq ans, bien constituée, nourrissant son troisième enfant, a eu au sein droit des abcès qui l'ont fait beaucoup souffrir et à la suite desquels son lait a tellement diminué qu'elle ne pouvait plus donner à téter que trois fois dans les vingt-quatre heures. Afin de suppléer à l'insuffisance de l'allaitement, madame B... fut obligée de donner de la bouillie, nourriture trop indigeste, qui détermina une diarrhée et des vomissements auxquels l'enfant faillit succomber. Pensant que l'allaitement maternel pouvait seul mettre à l'abri du retour de semblables accidents, toujours si redoutables chez les nouveaux-nés, et voulant tenter de ranimer les fonctions des glandes mammaires, je proposai l'électrisation des seins, qui fut acceptée. Chaque séance électrique, répétée tous les jours, fut de dix minutes; après la troisième, le lait revint en assez grande abondance pour que, par une simple pression exercée sur le mamelon, madame B... put le faire jaillir à une assez grande distance, et pour suffire complétement depuis à l'alimentation de l'enfant.

2. *Perte du lait.*

Madame M..., blanchisseuse, ne pouvant, par suite de ses travaux, nourrir son enfant, l'avait mis en nourrice ; trois semaines après le départ de cet enfant, on lui écrivit que sa nourrice étant gravement malade, il fallait qu'elle lui en donnât une autre ou qu'elle le reprit. Son lait était entièrement perdu ; elle vint donc me consulter pour savoir s'il serait possible de le faire revenir. Certain du succès, je lui dis que si elle se sentait la force de nourrir, elle pouvait en toute confiance aller chercher son enfant, ce qu'elle s'empressa de faire.

A son retour, je l'électrisai pendant dix minutes tous les jours ; après la quatrième séance son lait était tout à fait revenu, et depuis qu'elle allaite, il y a de cela six mois, il est tellement abondant que quand son enfant est deux heures sans téter, ses seins sont si énormément gonflés qu'ils deviennent douloureux.

ENGORGEMENT DES GLANDES.

Electricité. — Guérison.

---

1. *Engorgement d'une glande du cou.*

Madame C..., âgée de vingt-cinq ans, tempérament névroso-sanguin, portait depuis trois ans, sur le côté droit du cou, une glande engorgée de la grosseur d'un œuf de pigeon. Quoique cette glande ne lui causât ni gêne ni douleur, son existence lui était cependant assez désagréable pour qu'elle désirât ardemment en être guérie. Je l'électrisai tous les deux jours pendant un quart d'heure, et après la vingtième séance la glande avait complétement disparu.

2. *Engorgement des glandes de la mâchoire.*

S..., âgé de douze ans, d'un tempérament scrofuleux, était affecté d'un engorgement des glandes sous-maxillaires (de dessous la mâchoire), qui présentait le volume du poing : il avait subi divers traitements qui n'avaient produit aucun bon résultat.

Consulté par ses parents, je conseillai l'électrisation qu'ils acceptèrent, sans y avoir une grande confiance, comme dernière ressource ; je le soumis à une séance électrique d'un quart d'heure tous les deux jours, et après trois mois de ce traitement, il ne restait plus rien de cet énorme engorgement qui menaçait de dégénérer en abcès.

I.

ANKYLOSE (SOUDURE) DU POIGNET.

Electricité. — Guérison.

———

Madame B... fit, en 1857, une chute dans laquelle tout le poids du corps porta sur la paume de la main droite : cette dernière ayant été entraînée dans l'extension forcée, il en résulta une foulure du poignet pour laquelle elle ne consulta aucun médecin, et qu'elle traita elle-même, par des frictions avec la pommade camphrée, et des compresses imbibées d'eau sédative. Sous l'influence de ce traitement, l'enflure et la rougeur disparurent à la longue, mais l'immobilité trop prolongée de l'articulation donna lieu à une ankylose qui empêcha tout mouvement de la main. Cette pauvre dame désespérée de son état qui la mettait dans l'impossibilité de se livrer à ses travaux, se décida à se faire électriser. Soumise tous les jours pendant un quart-d'heure à l'action du courant électrique, au bout de trente séances, les mouvements du poignet étaient complètement revenus, et la main pouvait agir dans toutes les directions.

RÉFLEXIONS.

Ainsi qu'on a pu le voir dans les observations qui précèdent, quelque bien dirigée que soit l'électrisation, la guérison se fait quelquefois assez longtemps attendre ; aussi, lorsqu'on se soumet à ce traitement, ne faut-il jamais perdre ni patience, ni courage ; dès que le mieux, si petit qu'il soit, se manifeste, il est rare qu'il ne continue pas, et quelque lente que soit sa marche progressive, elle n'en conduit pas moins peu à peu, le plus ordinairement, au résultat tant désiré, à la guérison, ou tout au moins, dans les cas les moins heureux, à une amélioration réelle.

Nous ne saurions donc trop appeler l'attention des gens du monde sur la médication électrique, et encore une fois les rassurer contre la crainte qu'elle pourrait leur inspirer ; car, ainsi que nous l'avons dit en commençant, judicieusement appliquée par des mains expérimentées et habiles, elle ne peut produire que d'excellents effets : seulement, si l'on veut être certain du succès, il est ou ne peut plus important de ne s'adresser qu'à des médecins qui sont connus pour avoir fait une étude spéciale de cette médication ; parmi tous ceux qui électrisent, en effet, il s'en trouve un grand nombre qui connaissent à peine la portée des appareils dont ils font usage, et qui manquent de cette pratique indispensable pour bien se rendre compte de tout le parti qu'on en peut tirer.

FIN.

TABLE ALPHABÉTIQUE

DES MATIÈRES.

FIN DE LA TABLE.